1516 .

LES

TAPISSERIES DE CHARLES-QUINT.

Tiré à deux cent dix exemplaires sur papier de Hollande

N°

TAPISSERIES

REPRÉSENTANT

LA CONQUESTE DU ROYAULME DE THUNES

Par l'Empereur Charles-Quint.

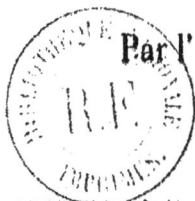

HISTOIRE ET DOCUMENTS INÉDITS

PAR

J. HOUDOY.

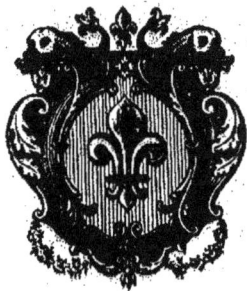

LILLE,
Imprimerie L. Danel.

1873.

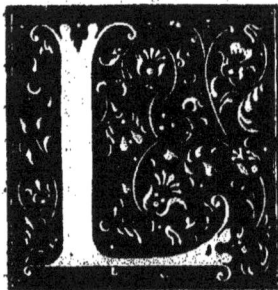

L A VALEUR artistique des Tapisseries de Flandre, fabriquées à
l'époque de la Renaissance, est
suffisamment attestée par les
spécimens qui existent encore
un peu partout, et principalement, paraît-il, dans les Palais
de Madrid et dans les magasins de l'Escurial, pour que
nous n'ayons pas à insister sur leur mérite.

Nous avons précédemment publié [1] la liste longue,
quoique forcément incomplète, des tapisseries flamandes,

---

(1) Voir l'appendice de *l'Histoire de la fabrication des tapisseries* Lille, 1871.

que la maison d'Autriche fit confectionner dans les provinces de par-de-çà et dont la plus grande partie fut transportée en Espagne. Mais, à notre grand regret, nous n'avions pu retrouver, dans les riches archives du Nord, où est conservée la presque totalité des comptes du XVI° siècle, aucuns renseignements positifs sur le chef-d'œuvre que l'industrie de la haute-lisse produisit, par les ordres de Charles-Quint. Nous voulons parler de la fameuse tenture où furent représentés « *Le voyage et la conqueste du Royaulme de Thunes.* »

Certes, si on ne tenait compte que de l'œuvre du peintre qui dessina les modèles, les tapisseries que les hauts-lissiers de Bruxelles tissèrent d'après les cartons de Raphaël devraient être placées au premier rang, mais les cartons célèbres du peintre d'Urbin font tort, selon nous du moins, aux tapisseries, qui n'ont pu reproduire, sans les défigurer, les merveilleuses qualités des dessins du maître ; et il n'est pas un artiste qui ne préfère les cartons d'Hampton-Court aux tentures du Vatican.

Il n'en est pas ainsi des tapisseries de Charles-Quint. Pour celles-ci le peintre subordonna son travail aux exigences industrielles et les hauts-lissiers flamands, par les richesses des matières employées comme par les soins apportés à la fabrication, firent de ces tentures destinées à l'Empereur, une œuvre absolument exceptionnelle.

C'est ce que nous révèlent les documents que nous avions longtemps recherchés en vain, et que viennent, enfin, de

nous livrer certaines liasses jusqu'ici inexplorées, apparte-
au fonds de la *Chambre des Comptes* [1].

Ces documents retrouvés intéressent au plus haut point
l'histoire de l'industrie de la haute-lisse. Concurremment
avec l'ordonnance de Charles-Quint que nous avons déjà
reproduite [2], ils sont par la précision de certains détails, les
renseignements les plus techniques que nous connaissions
sur cette fabrication célèbre.

La première pièce à citer, parmi celles qui viennent de
passer sous nos yeux, est le marché conclu avec le peintre
pour la confection des grands cartons :

Le peintre choisi fut Jehan Vermay de Bruxelles. Cet
artiste, si célèbre dans la première moitié du XVI° siècle,
n'a laissé, pensons-nous, aucune œuvre qui lui soit aujour-
d'hui attribuée avec certitude.

Nous avons publié dans la Gazette des Beaux-Arts [3] des
documents inédits qui établissent qu'il composa, pour
Marguerite d'Autriche, les patrons des trois sépultures
encore existantes dans la célèbre église de Brou. Peintre
officiel de la cour, sous Marguerite d'Autriche, ce fut lui
qui exécuta les portraits de Charles-Quint, de l'impératrice
et de leurs enfants, et ceux d'une foule de princesses et de

---

(1) Archives départementales du Nord, Liasses de la Chambre des Comptes.

(2) Voir l'histoire de la fabrication lilloise déjà citée.

(3) Livraison du 1ᵉʳ juin 1872.

personnages célèbres. Ces tableaux furent envoyés en présent dans toutes les cours de l'Europe.

Plus tard, Vermay fut attaché à la gouvernante Marie de Hongrie, puis à Charles-Quint. Il accompagna celui-ci dans son expédition de Tunis; et il fut naturellement chargé de reproduire les lieux qu'il avait visités et les épisodes de la guerre dont il avait été le témoin.

Jehan Vermay soumit d'abord à l'Empereur des modèles dessinés *au petit pied*, et après avoir reçu les observations de Charles V, il s'engagea à reproduire ces modèles, de sa propre main, sur grand papier de la dimension dont ils devaient être exécutés en tapisseries, et à les peindre « des meilleures et plus vives couleurs, » en se faisant aider, à ses frais, par les peintres « les plus savants et les plus suffisants, » afin que le travail fût exécuté le mieux possible. L'Empereur, de son côté, promettait de faire payer ces patrons, mesurés comme les tapisseries elles-mêmes, à raison de trente sols de deux gros, « chacune aune » ce qui faisait, les douze pièces de tapisserie devant mesurer douze cents aunes carrées environ, une somme totale de dix-huit cents florins à toucher par Jehan Vermay; somme considérable si on la compare au prix le plus élevé que Bernard van Orley, par exemple, recevait vers la même époque pour ses plus importants tableaux.

D'après le marché, Jehan Vermay renonçait à tous autres ouvrages jusqu'à ce qu'il eût terminé les patrons, qui devaient être livrés dix-huit mois au plus tard après la signature de son engagement, qui fut passé au mois de juin 1546.

Les patrons achevés, la Reine Marie de Hongrie fit appeler Guillaume Pannemaker, fabricant de tapisserie à Bruxelles, et un marché longuement détaillé fut aussi conclu avec lui pour la fabrication des tapisseries impériales. Ce Guillaume Pannemaker était le fils, sans doute, de Pierre de Pannemaker, qui, en 1531, avait vendu à l'Empereur une riche pièce de tapisserie d'or, d'argent et de soie, contenant xxviii aulnes; cette tenture représentait *La Cène que N.-S. feist à ses apôtres le blanc jeudi* [1].

Bien que nous reproduisions à la suite de ces pages, les traités passés avec Jehan Vermay et avec Guillaume Pannemaker, nous en donnerons ici une analyse sommaire. Après avoir visité les petits et les grands patrons, et s'être assuré de leur excellence, Pannemaker s'engagea à exécuter les douze pièces de tapisserie qui devaient être tissées de fil d'or, d'argent, de soie et de la plus fine sayette; il fut convenu, de plus, que toutes les soies « tant cramoysies que de toutes autres couleurs, seraient de la provenance de Grenade, » que l'on emploierait les laines les plus fines qu'il serait possible de trouver, et que l'on ferait usage pour la chaîne « du meilleur et plus exquis fillet de Lyon, quoi quil puisse couter ». Un article spécial

---

(1) Compte de la recette générale 1531.

obligeait aussi l'entrepreneur à ne pas ménager les quan-
tités de soie à employer dans ce travail, et réglait le
nombre de fils de soie à placer après le fil d'or ou d'argent avant d'arriver à l'emploi de la laine, tant dans
les bordures, que pour la reproduction « des figures, pay-
sages, arbres et verdures. » Même stipulation était faite
pour le fil d'or et d'argent, fourni aux frais de l'Empereur,
et qui devait entrer dans ladite tapisserie en proportion plus
grande encore, disait le marché, que dans les tapisseries
de *la Poésie*, et de *Vertumnus et Pomona* que Sa Majesté
avait achetées à Georges Weseler.

Afin que la tapisserie fût exécutée le plus tôt possible,
Guillaume Pannemaker était tenu à avoir sept ouvriers
travaillant sur chaque pièce de tapisserie mise en œuvre.
Chaque tenture terminée devait être visitée par des experts
spéciaux, et Guillaume Pannemaker s'obligeait à exécuter
toutes les corrections qui lui seraient indiquées, même à
refaire la pièce entièrement si les fautes signalées ne pou-
vaient être convenablement réparées.

Le prix était fixé à douze florins pour chaque aune de
tapisserie et, à titre d'avance, l'Empereur lui faisait payer
pour chaque pièce, quatre cents florins lorsqu'il recevait le
patron, pareille somme six mois après, et le complément
après l'expertise définitive.

Quant aux soies, elles devaient être fournies par les
soins de Simon de Parenty, commis à tenir les comptes
des deniers de cette fabrication ; mais le prix de ces soies

était à déduire par douzièmes lors du paiement de chacune des douze pièces, que Pannemaker était chargé de fabriquer.

Quant au fil d'or et d'argent il serait livré gratuitement sur ses *recepisse*, mais si Pannemaker en employait davantage que pour une valeur de sept florins par chaque aune de tapisserie, l'excédant demeurerait à sa charge.

Enfin, l'Empereur prenait l'engagement, si Guillaume Pannemaker s'acquittait bien de son marché, de faire constituer à son profit, une rente viagère de cent florins.

Nous avons dit que, d'après le marché, l'Empereur s'était réservé de fournir à Pannemaker les soies d'Espagne que celui-ci aurait à employer; la valeur de ces soies pesant cinq cent cinquante-neuf livres une once s'éleva à six mille six cent trente-sept florins quatre patars deux deniers. Une note de Simon de Parenty nous a conservé le détail de ces soies qui comprenaient dix-neuf couleurs, ayant chacune de trois à sept nuances. Il est intéressant de reproduire cette note pour faire connaître les ressources dont disposaient les hauts-lissiers du XVI° siècle.

Depuis le XIII° et le XIV° siècle, l'industrie de la teinture avait fait d'importants progrès, et pourtant la hautelisse était loin encore d'avoir à son service les innombrables nuances que possèdent aujourd'hui les ouvriers en tapisseries. Aussi, l'on s'est demandé, avec raison, si, précisément l'emploi presqu'exclusif de quelques couleurs de teintes franches n'était pas ce qui avait fait la supériorité, au point de vue décoratif, des tentures du XV° siècle; et si les conquêtes de la teinture en donnant une facilité plus grande pour imiter l'œuvre des peintres, n'ont pas fait sortir l'art du tapissier de sa voie rationelle.

Voici la note de Simon de Parenty :

Guillaume de Pannemaker déclare avoir reçu de Simon de Parenty, commis à tenir le compte de la tapisserie de la conqueste de Thunes, la somme de six mille six cent trente-sept livres quatre sols, monnaie de Flandre de xl gros la livre, que ledit Simon luy a baillé en cinq cents livres, une once, deux estrelins de soyes de plusieurs coulleurs que Sa Majesté a fait venir de Grenade.

ASSAVOIR :

20 livres 1/2	5 onces	12 est.	1/2	soye	cramoisie de trois sortes.
103	2	1/2 7		»	verde de sept sortes.
34	1	15	1/2	»	rouge de six coulleurs.
27	2	5	1/2	»	rozet de cinq sortes.
20	1/2 7	17	1/2	»	pourpre de quatre sortes.
30	6	3		»	orengée de six sortes.
22	1/2 3	2		»	jaulne basse de quatre couleurs.
24	»	15		»	jaulne haulte de cinq sortes.
40	3	16		»	grise de quatre sortes.
16	2	5		»	violet de trois sortes.
33	1/2 2	5		»	couleur de cheveux de six sortes.
16	1	2		»	couleur de bois de trois sortes.
12	4	»		»	couleur blance une sorte.
52	2	10			de aultres soyes torsses de

couleurs assavoir : turquin, azur, verd, orenger, gris et jaulne.

Ces soies avaient été filées et teintes en Espagne ; nous l'avons dit, un nommé Louis Chaussart avait été envoyé à Grenade, en 1545, pour surveiller cette fabrication.

Il fut occupé à ce travail deux ans, sept mois et vingt-cinq jours, et dans la requête qu'il adressa à Sa Majesté pour obtenir une récompense, il constatait qu'il avait perdu cent soixante livres de fine soie, « qui furent gastées en cuidant faire la couleur bleue. »

En effet, si l'on voit figurer dans la note qui précède « des soyes torses azurées » on ne trouve pas la couleur bleue parmi les couleurs énumérées.

Les ateliers de Grenade, étant à cette époque les plus renommés, puisque le marché passé avec Pannemaker, lui imposait l'obligation d'y faire teindre les soies qu'il devait employer, faut-il conclure de la tentative infructueuse mentionnée plus haut, que les teinturiers ne possédaient pas encore, à cette date, un procédé certain pour appliquer à la soie la teinture en bleu foncé ?

Marie fit allouer à Louis Chaussart, en récompense de ses soins, une somme de cinq cents florins, plus soixante-quinze florins en remboursement de ce qu'il avait payé « aux maîtres navieurs » qui avaient amené d'Espagne les soies qu'il y avait fait filer et teindre.

Quant à l'or qui devait être fourni aux frais du trésor, nous n'avons pas l'état général de ce qui fut livré, mais le prix moyen du fil d'or, établi d'après deux fournitures faites par Jacques Melsen, marchand à Anvers, étant de dix-sept florins la livre, en prenant, ainsi que le porte le marché, le chiffre de sept florins par chaque aune de tapisserie, on arrive à trouver qu'on dût employer la quantité approximative de cinq cents livres de fil d'or et d'argent, représentant une valeur de huit mille cinq cents florins.

Voici, d'après la note de deux fournitures faites par Jacques Melsen, les différentes espèces de fil d'or et d'argent que l'on employa pour les tapisseries, avec leur prix d'achat.

PREMIÈRE NOTE DU 27 AVRIL 1549.

Quatre livres d'or	bastardel gialdo	à 17	fl.	8	p.	la livre.
Trois »	brocadé gialdo	à 19		4		»
Quatre »	bastardel commun	à 16		4		»
Trois »	brocadé commun	à 17		8		»
Quatre livres argent	bastardel	à 16		4		»
Trois »	brocadé	à 18		.		»

DEUXIÈME NOTE DU 19 JUILLET 1549.

Trois livres d'or	brocadé suptil gialdo	à 17 fl.	4	p.	la livre.
Une »	cipre fin gialdo	à 22	16		»
Trois »	brocadé commun	à 17	8		»
Trois »	bastardel commun	à 16	4		»
Deux »	mezan gialdo	à 15	»		»
Deux »	mezan commun	à 14	8		»
Deux »	bastardel gialdo	à 17	8		»

Une livre argent cipre fin . . . . à 22 fl. 11 p. la livre.

Trois » mezan . . à 14 8 »

Trois » brocadé . à 18 » »

Trois » bastardel (1) . à 16 » »

Les prix variaient, on le voit, de vingt-deux florins seize patards à quatorze florins. On remarquera aussi que l'argent filé coûtait aussi cher que l'or.

Dès qu'une pièce était terminée, elle était soumise à l'examen des sieurs François Guebles, Hubert Vandermotte, Andries Mattens, maîtres jurés du corps des tapissiers de Bruxelles, qui procédaient en même temps au mesurage.

De leurs procès-verbaux il résulte :

Que la première pièce « *la quarte* » (la carte), probablement une de ces vues à vol d'oiseau comme celles que les graveurs de l'époque nous ont laissées, mesurait. . . . . 102 1/2 aunes carrées.

. La deuxième « *la navigation* » 106 »

. La troisième « *la monstre* » (la revue) 80 1/2 »

. La quatrième « *l'escarmouche* » 105 »

La cinquième « *le camp* » . . . 109 »

---

(1) Les fils d'or et d'argent fabriqués généralement en Italie conservèrent le nom de fils de Chypre, d'où on les tirait tout d'abord ; les dictionnaires italiens modernes ne donnent pas la signification des dénominations : gialdo (pour giallo sans doute), bastardel, brocadé, mezan, dont l'orthographe a peut-être été estropiée par les copistes du XVIe siècle.

La sixième « *le fourrage* » . . . 107   aunes carrées.

La septième (le nom n'est pas indiqué) 106   »

La huitième « *la bataille* » . . 135   »

La neuvième) deux pièces servant   92 3/4   »
          } l'une sur l'autre que

La dixième) l'on dit *le sacq*   90 3/4   »

La onzième (le nom n'est pas indiqué) 109 3/4   »

La douzième   »   »   103 3/4   »

Quelques corrections furent indiquées par les experts,
et exécutées par Pannemaker qui reçut aussi, en sus de son
marché, six cent soixante-treize florins pour avoir fait les
quelques modifications demandées postérieurement, principalement dans les inscriptions; ainsi, par exemple, « il fist
une moresque à lésguille » dans la pièce dite « la carte » et
dans « la navigation il osta ung navire et remit ung aultre
avec cordons et bannières. »

Le 21 avril 1554, six ans environ après la date du
marché, les douze pièces de tapisserie étaient terminées et
reçues définitivement, ainsi que cela résulte de la certifica-
tion des maîtres jurés de Bruxelles. La Régente fit emballer
ces tentures avec soin et Guillaume Pannemaker reçut la
charge de les conduire en Angleterre où elles devaient
être définitivement embarquées pour l'Espagne; il partit
de Bruxelles le 2 juillet 1554.

Ces tapisseries restèrent en Espagne; au XVIII° siècle
elles servaient encore à parer le Palais de Madrid aux
fêtes solennelles. Nous ne savons si elles ont été conser-

vées jusques aujourd'hui , et , dans l'affirmative , si leur
état de conservation permet d'apprécier le mérite de la
fabrication et le talent de composition de Jehan Vermay
dont toutes les œuvres sont inconnues. Nous publions ,
au bas d'une quittance, un *fac-simile* de la signature
de ce peintre ; peut-être le monogramme de son prénom
permettra-t-il de lui restituer quelques-uns des nombreux
portraits officiels qui ont été envoyés dans les différentes
cours de l'Europe, et qui sont sans doute faussement
attribués à des artistes, ses contemporains, tels que
Jehan de Maubeuge, P. Pourbus et Van Orley.

Nous avions écrit à Madrid pour savoir si ces tapisseries
existaient encore. Nous aurions été heureux de joindre
aux documents que nous publions, une appréciation
savante et une description, faite *de visu*, de ces pro-
duits de l'industrie et de l'art flamands à leur plus belle
époque. Mais nous n'avons point reçu de réponse. Les
tapisseries en question ont peut-être cessé d'exister ou
du moins on ignore, sans doute, où elles ont été
reléguées. M. Alfred Michiels, l'historien de la peinture
flamande, prétend que les greniers des Palais Royaux de
Madrid contiennent des tapisseries anciennes en telle
quantité, que l'on en couvrirait une route de dix lieues
de long. La plupart de ces tentures dédaignées doivent être
des œuvres flamandes tissées sous Charles-Quint et
Philippe II.

Plusieurs fois il a été question de publier les reproductions photographiques des tapisseries les plus célèbres que possède l'Espagne; nous aurons peut-être un jour le plaisir de voir les épreuves de l'œuvre de Jehan Vermay et de Guillaume de Pannemacker.

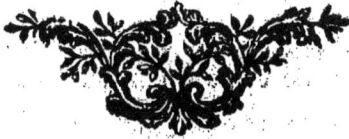

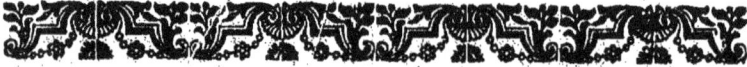

APPENDICE.

CONVENTION, pris et marchié faict à *l'ordre* (1) de la royne régente et gouvernante, etc., à *maistre* Jehan Vermay, painctre résident à B*ruxelles de* à diligence faire et conduire l'*ouvrage des patrons* de tapisserie du voïage de l'*Empereur au royaulme* de Thunes, pour sur iceulx *conduire la tapisserie* que Sa Majesté entend faire *faire*.

Premièrement a promis et promect ledict Jehan Vermey de sa *main propre, sur bon grant papier,* faire et conduire *lesdictz grans patrons selon les petits* qu'il a monstrés à sa *Majesté et iceulx amender de ce qu'il* sera de besoing et ce *selon le vray naturel, sans y riens* obmectre ne laisser *derrière, et pour s'ayder à iceulx* prendre a ses frais *sçavans et souffisans compaingnons painctres* des pays de *pardeça, quoyqu'ilz luy coustent, afin que iceulx patrons soient faictz le mieulx que possible sera.*

---

(1) Les mots en caractères italiques dans le titre et en caractères romains dans le texte manquent actuellement dans l'original et ont été restitués par nous.

Item, lesdictz patrons auront de haulteur sept aulnes demye avec les bordz qui seront de demy aulne de large en hault, sans les escriptz qui descendront plus bas dedens chacune pièce, et de demy aulne en bas et deca et dela y seront aussi faictz bordure de la mesme largeur des aultres susdis, selon que l'histoire le requiert et qu'il se démonstre par lesdis petis patrons et aussi suivant ce que sadite Majesté a dit et déclairé sans aussi y riens oublier.

Item, fera tout ledit ouvraige avec juste mesure et par compas commil appertient et qu'il est bien requis, avec aussi toute perfection, le plus nettement et le mieulx qu'il sera possible, pour de tant mieulx sçavoir faire la tapisserie quant l'on vouldra.

Item, *ne laissera audit ouvraige nulle chose imperfaicte,* ains le fera *et conduira le plus nettement et de près que possible* sera et si y emploiera partout les meillieurs et plus belles vives coulleurs *que se pourront recouvrer et que au*dit ouvraige appertient et est requis y soient mises.

Item *pour ce que iceulx patrons requirent estre tost faictz Mᵒ Jehan promet les faire et diligenter avec extrème debvoir et diligence, soy déportant dois maintenant de tous aultres ouvraiges et si n'en pourra emprendre de nouveaulx quelz qu'ilz soient durant cestuy icy et qu'il ne soit pera-chevé et délivré.*

Item, délivréra les ditz patrons ainsi faictz au contentement des Majestés et de touttes gens à ce cognoissans et entendus; fait à fait qu'il en aura achevé une pièce et ainsi l'une après l'aultre jusques au parfurnissement d'iceulx patrons lesquels il promet rendre parfaictz comme dit est, endeans ung an et demy prochain venant, prenant entièrement ledit M° Jehan à sa charge et despence touttes et quelsconques choses deppendant pour lesdictz patrons en quelque manière que ce soit.

Et ainsi besoingnant et furnissant ledit M° Jehan lesdictz patrons comme cy dessus est dit et déclairé, il luy sera par ladite Royne faict païer pour chacune aulne (comme pour ladite tapisserie doibvent estre mesurez) trente solz de II *gros m. de* Fl. *et ainsi qu'il livrera pièce après pièce, il en sera payé comme dit est, selon leur mesure.*

Pour desquelles choses susdites satisfaire en tous lesdicts *poinctz et articles et sans y faire faulte* ledit Jehan Vermey *oblige à ce, envers leurs Majestés,* sa personne et tous *quelzconques ses biens présens et adven*ir. A Bruxelles le *jour de juing* xv° *quarante-six.*

Signé : MARIE.

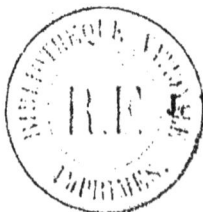 VERMEY.

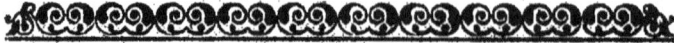

ORDONNANCE DE PAIEMENT DE MARIE
DE HONGRIE.

Simon de Parenty. Nous vous ordonnons de fournir et délivrer à M° Jehan de Vremey, painctre ayant emprins de faire et mectre en première forme les grands patrons d'icelle tapisserie (du voiage et conqueste de Thunes) la somme de trois cents l. du prix de XL *gr. à bon compte et en tant maings de ce quy lui sera deu en la fin pour l'achèvement desdits patrons et de son marché.*

le XI *mai* XV^v XLVII.

MARIE.

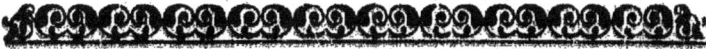

QUITTANCE DE JEHAN VERMAY.

Je, Jehan Vermay, painctre de l'Empereur, confesse avoir receu de La Majesté de la Royne, la somme de trois cents florins carolus pour la façon, paynes et travail d'avoir faict quelques patrons de la tapisserie que Sa Majesté fait faire pour l'Empereur, de son voyage de Thunes.

Tesmoing mon seing manuel cy-mis.

Le XIe de may XVe quarante-sept.

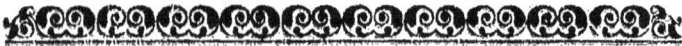

Convention, pris et marché faict par la Royne douaigière d'Hongrie et Bohême, régente et gouvernante, etc., avec Guillaume de Pannemakere, marchant tapissier, manant et résident en la ville de Bruxelles, pour en diligence faire, fournir et livrer douze pièces de tapisserie qui sont à faire du voyage et conqueste que l'Empereur a faict du Royaulme de Thunes, pour les pris, aux conditions et ainsi qu'il s'ensuit.

Premier, après que par ledit Guillaume de Pannemakere ont esté veus et bien visités les petitz et grans patrons qui se font et seront délivrez à la charge de l'Empereur pour dresser et faire les douze pièces de tapisserie figurées et pourtraictes de ladicte conqueste du Royaulme de Thunes de la Golette, etc., laquelle tapisserie se fera de fil d'or et d'argent fin et de soye fine de Grenade et plus fine sayette qui se pourra recouvrer, comme la Royne en personne lui a assez déclaré et par nous fait déclarer , mesmes que sera de sept aulnes et demye de profondeur y comprins les bords que seront de demye aulne de large en hauteur sans les escriptz lesquelz descendront plus bas dedans chacune pièce et aussi demye aulne en bas à le prendre par la longueur, pareillement par la profondeur aux deux costez y seront aussi faictz bords de la mesme largueur des aultres susdis, et que sur le tout il se soit bien advisé mesmes à la pesanteur et excellance desdis patrons, ledit Guillaume de Panniéma-keren a emprins, promis et promect par cestes à ladite Royne de faire fournir et livrer ladite tapisserie faicte, accomplye et deuement parfaicte à ses périlz et fortunes le plus tost que possible luy sera, et n'employer en icelle fors soyes de Grenade tant cramoysies que de toutes autres cou-leurs, ensemble quant aux sayettes sinon des plus fines et plus exquises que se peuvent recouvrer.

Item, de faire la chaine de chacune desdites douze pièces de tapisserie du meilleur et plus exquis fillet venant de Lyon, dont on œuvre en telle chose, que possible est de finer quoy qu'il coste, et de faire le semblable quant à toutes autres estoffes que aussi s'y employeront.

Item, de non respargner en ladite tapisserie lesdites soyes de Grenade de toutes et quelconques couleurs qui s'y doibvent mectre et applicquer, ains les mectre et employer assavoir : quant aux bords après qu'à l'observance du patron le fil d'or ou d'argent sera applicqué de mesler une soye avec ledit fil d'or ou d'argent, puis y applicquer deux autres soyes avant que venir à la fine sayette, et, quant

*aux figures, paysaiges, arbres et verdueres, d'y applicquer
aussy en la mesme sorte après le fil d'or ou le fil d'argent
deux, trois, quatre ou cinq soyes différentes avant que
venir à ladite fine sayette, si avant que besoing sera à
l'observance et démonstracion dudit patron, et ce, autant
par la haulteur de chacune desdites douze pièces comme
se pourra apparoir que par la profondeur tant ès bour-
deures comme par le dedans sans aulcunement menager
lesdites soyes comme seront requises en tout et partout
chacune desdites pièces.*

*Item, de tenir bon et léal compte du fil d'or et du fil
d'argent que par ladite Majesté Réginale luy sera faict
délivrer et employer icelluy sans y entremesler aucun
autre en ladite tapisserie et ne respargner ledit fil d'or ou
fil d'argent en quelque sorte ou manière que ce soit si avant
que besoing sera, assavoir que ledit Pannemakeren rendra
icelle tapisserie et chacune des pièces en deppendantes tant
par la haulteur comme par le bas et selon l'observance et
démonstracion dudit patron aussi riche ou plus riche de fil
d'or et fil d'argent qu'est la tapisserie de la Poésye, de
Vertunnius et Pomona que ladite Majesté Réginale a
acheté de Georges Wezeler, obstant l'exception touchant
l'employ dudit fil d'or et fil d'argent mise par exprès à la
charge dudit Pannemakeren comme sera déclaré cy-après.*

Item, de fournir et livrer ladite tapisserie autant bien

faicte, tissue et ouvrée à l'entière imitacion et observance desdis patrons, lesquelz sans ses despens luy seront délivrés, que luy sera possible, sans y riens obmectre ne délaisser partout ledict ouvraige aucune chose imparfaicte, ains mener et conduyre icelluy ouvraige le plus nettement, exquisement et serré de près que peult estre, ensemble d'y employer partout les estoffes des meilleurs plus belles et vifves couleurs qui sont recouvrables et qui audit ouvraige peuvent estre faisables et requises.

Item, que pour diligenter ladite tapisserie à ce qu'elle puisse estre bientost parfaicte, ledit Pannemakeren aura sept compaignons du mestier qui journellement et incessamment ès jours ouvrans besoingneront sus chacune pièce de tapisserie qu'il aura mis sus l'arbre et dont il aura receu le patron, saulf toutes fois qu'aucuns desdis compaignons pourront reposer en attendant la perfection d'aucun ouvraige plus difficille l'ung que l'autre comme en tel cas se trouve, mais pour nulle cause autrement, tellement qu'il rendra ladite tapisserie parfaicte aussitost que se peult rendre selon que l'ouvrage le requiert audit de tous à ce congnoissans et sus paine que s'il y avoit retardement, ne faisant en ce deuement et loyamment son debvoir, de perdre la somme de cent livres de XL. gros monnoye de Flandres la livre, par chacune pièce de tapisserie, à applicquer au prouffict de Sadite Majesté Réginale.

Item, délivrera ladite tapisserie faicte au contentement des Majestés et de toutes gentz à ce congnoissans et entenduz, à mesure que l'une desdites douze pièces sera achevée et ainsi l'une pièce après l'autre jusques au par-fournissement desdites douze pièces.

Item, s'il y avoit aucune faulte quant aux estoffes comme dit est et mesmement procédant par n'avoir bien imité et suyvi lesdits patrons, ledit Guillaume amendera et corrigera toute telle faulte qui sera trouvée quant ce seroit d'une pièce entière en cas que ladicte faulte fust si manifeste et évidente que de reffaire de nouveau icelle pièce, laquelle il refera à ses propres coustz et despens y comprins toutes et chacunes les estoffes en perdant et restituant au prouffit de Sa Majesté la somme de VIII^c livres dudit pris ou autre moindre semblable ou plus grande somme qu'il auroit receu sus et en tant moins de la pièce en laquelle ladite faulte et erreur auroit esté commise, ensemble l'entière valleur des estoffes, qui à la charge de Sadite Majesté, y auraient esté applicquées.

Item, ledit Guillaume de Pannemakeren a prins et prend en sa charge et propre despence toutes et quelconques choses dépendantz de cest ouvrage en quelque manière que ce soit, saulf et excepté seullement les patrons, le fil d'or et le fil d'argent comme dit est.

4

*Et ainsi ledit Guillaume de Pannemakeren satisfaisant
et fournissant à ladite tapisserie comme cy dessus est
spécifié aux conditions et ès paines susdites, ladite Majesté
Réginale luy promect faire payer, baillier et délivrer,
pour chacune aulne de tapisserie mesurée comme il est de
coustume à l'aulne de Bruxelles, la somme de XII livres du
pris de XL gros monnoye de Flandres la livre, y estant
comprins à cestuy mesme pris, la carte qui est l'une des
douze pièces susdites, dont les payemens se feront ainsi
qu'il s'ensuyt:*

*Assavoir luy sera promptement baillé en ses mains dont
il donnera sa lettre de récépissé à Symon de Parenty,
commis à tenir le compte des deniers qui s'employeront en
cest ouvraige et ce qu'en deppend, la somme de VI^m VI^c
XXXVII livres IIII solz IX deniers dudit pris de XL gros
chacune livre, pour les soyes cramoysies et de toutes aultres
couleurs que ladite Royne a faict venir de Grenade propres
pour employer en ladite tapisserie, lesquelles soyes montent
et reviennent selon leur achapt et autre despence y faicte
à semblable somme dont la déclaration sera donnée par le
menu audit Pannemakeren, et laquelle somme de VI^m VI^c
XXXVII livres IIII solz IX deniers luy sera déduicte et
rabatue en douze payements ou par douze parties, à mesure
qu'il livrera les pièces de tapisserie parfaictes, assavoir
si c'est une seulle pièce de tapisserie qu'il livre luy sera
seullement rabbatu une des douze parties susdites, si ce*

sont deux pièces, semblablement deux parties, si ce sont trois pièces, pareillement trois parties, de sorte qu'en la manière sera procédé à la déduction desdites douze parties selon la délivrance desdites douze pièces, et s'entend icelle déduction estre faicte sus le surplus que luy pourra revenir bon, en livrant une ou plusieurs desdites pièces que lors sera calculé combien pourront porter à l'avenant de XII livres dudit pris pour chacune aulne selon qu'est déclaré cy-dessus.

Item, oultre ce luy sera fourni et délivré en deniers comptans sus la main et à bon compte pour chacune desdites douze pièces qu'il commencera et dont il aura receu le patron pour le soingner et mestre sus le mestier, la somme de IIIIe livres dudit pris.

Item, dedans le terme de six mois après et en suyvants, luy sera aussi fourni et délivré autre semblable somme de IIIIe livres dudit pris pour chacune pièce qu'il aura en besoingne.

Item, quant une pièce ou plusieurs seront faictes, délivrées et aulnées commil appertient, luy sera pareillement payé le surplus à quoy se trouvera monter ladite pièce ou pièces suyvant le pris susdit de XII livres dicte monnoye pour aulne, luy estant déduict la partie ou parties des soyes receues selon que précédemment a esté déclaré.

*Item, à la charge de ladite Majesté luy sera fourni,
baillé et délivré, soulz son récépissé, du fil d'or et d'argent
par livres et poix et en telle quantité qu'il conviendra pour
l'ouvrage d'une ou plusieurs pièces de tapisserie, duquel
fil d'or et d'argent comme dessus est dict on tiendra bon et
léalle compte, employant icelluy commil verra pour l'excellence, beaulté et richesse de ladite tapisserie estre requis
et nécessaire, à condition touteffois expresse que par calculation faicte du fil d'or et fil d'argent après une ou plusieurs desdites pièces de tapisserie faicies, aulnées et
ouvrées, s'il fust trouvé qu'il auroit employé d'icelluy fil
d'or ou d'argent en chacune aulne de tapisserie davantaige
que pour la somme de VII livres, dicte monnoye, ce davantaige sera à sa charge et luy sera pareillement déduict et
rabbatu sus ce que luy pourra revenir bon et encoires
avenant qu'il n'y employaft tant que pour ladite somme de
VII livres, il en seroit faict bonne et juste calculation et
déclaration pour le prouffit de ladite Majesté et à ce que
ne soit faict achapt de trop eccessive quantité dudit fil d'or
et fil d'argent.*

*Item, en considération et respect que ledit Guillaume
s'acquittera bien et léaulement comme ung homme de bien
doibt faire en ce que dessus et mesmes qu'il gardera le
prouffit de Sadite Majesté touchant l'employ et mise dudit
fil d'or et fil d'argent, Sadite Majesté luy a concédé et
accordé, dont il aura ses lettres patentes expédiées en forme*

deue, une pencion annuelle de la somme de cent livres dudit pris, pour d'icelle pencion de cent livres dudit pris que dict est, joyr et en eftre bien et deuement paié sa vie durant et à commencer à avoir cours du jour et date de ceftes, à condicion toutes fois que si ledit Guillaume deffalloit de non furnir et accomplir plainement et entièrement les poinctz et articles mentionnés cy-deffus, qu'il perdra ladite pencion oultre et pardeffus les paines en quoy pourroit encourir, déclarées esdis articles.

Pour ausquelles choses susdites satisfaire en tous ses pointz et articles et sans y faire faulte ledit Guillaume de Pannemakeren oblige à ce envers Leurs Majeftés sa personne et tous et quelzconcques ses biens tant présens comme à venir.

Faict à Bruxelles, le xxᵉ jour de février xvᶜ xlviii.

Ainsi signé : Gillamme DE PANNEMAKER.

Comme Guillaume de Pannemakeren ait pris en sa charge de faire livrer et fournir les douze pièces de tapisserie cy-deffus mentionnez selon la convention, pris et marché conclus par la Majefté de la Royne et selon que par articles est expreffement déclaré dont ledit Guillaume s'est obligé, nous, Pierre Butkens, contrôleur de l'artillerie et

Touſſaint le Sueur, cy devant pelletier de l'Empereur, sommes constituez et constituons par ceſtes, pleiges et res- pondantz vers Leurs Majeſtés pour ledit Guillaume de Pannemakeren à l'effet de l'entier fourniſſement et accom- pliſſement de tous et généralement les poincts et articles susdis, et si avant que ledit Pannemakeren ne fourniſt et accompliſt en tout et partout iceulx poinctz et articles, en ce cas et non autrement acceptons et prenons iceulx à noſtre proppre charge, promectans les fournir et accomplir selon leur forme et teneur soubz l'obligation de noz personnes et biens présens et à venir. Tesmoing noz seings mis à ceſtes le xxᵉ jour de febvrier xvᵉ quarante-huyt.

Ainsi signé : P. BUTKENS.

TOUSSAINT LE SEUEUR.

Collationnée au contrat original par moy.

Signé : LOETS.

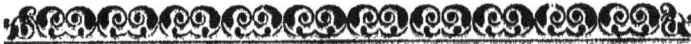

PROCÈS-VERBAL DE RÉCEPTION.

———

Le vingt-ungiesme jour du moys d'avril, l'an mille cincq centz et cincquante-quatre, après Pasques, avons, nous, Jehan Gheteels, Hubrecht Vander Moten, Franchoys Guebels et Andrieu Mattins, tappechiers et doyens jurez de la ville de Bruxelles, visité et bien regardez certaines douze pièces de tappeserie faictes par Guilame de Panne-mackere, tappechier en la ville susdite, de la bistoire faicte de son voïaige et victorieuse conquefte par noftre dit sire l'Empereur au royaulme de Thunes obtenue, lesquelles susdites douze pièces nous avons trouvez bien et debuement tiffues, ouvrées et icelles fort bien et richement furniz tant de fil d'or, d'argent fin, soye et sayette, tout selon les conditions sur ce faictes de la part de noftredit sire l'Empereur. En tefmoing de la vérité, avons-nous tappechiers et doyens susdis, cefte soubzfignée de noftre accouftumée signe esmanuelle l'an, moys et jour susdis.

Signé :

J. GHITIELTS.

Andries MATTENS.

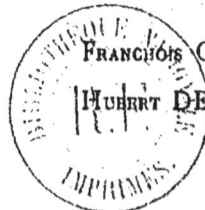

Franchois GUEBELS.

Hubert DE LE MOTE.

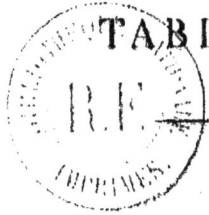

TABLE.